AF224223

HYGIÈNE PUBLIQUE

QUESTION

DE

L'ÉCLAIRAGE AU GAZ

HYGIÈNE PUBLIQUE

QUESTION

DE

L'ÉCLAIRAGE AU GAZ

PAR

AD. LEBOUCHER

DOCTEUR EN MÉDECINE DE LA FACULTÉ DE PARIS
SECRÉTAIRE-ADJOINT DE LA SOCIÉTÉ GALLICANE HOMŒOPATHIQUE DE PARIS
MEMBRE DE LA COMMISSION CENTRALE HOMŒOPATHIQUE
CORRESPONDANT DE LA SOCIÉTÉ HAHNEMANNIENNE DE MADRID
DE L'ACADÉMIE HOMŒOPATHIQUE D'ESPAGNE
ET DE LA SOCIÉTÉ NÉERLANDAISE.

EXTRAIT DU JOURNAL DE LA SOCIÉTÉ GALLICANE DE MÉDECINE HOMŒOPATHIQUE.

PARIS

IMPRIMERIE DE SIMON RAÇON ET COMPAGNIE
RUE D'ERFURTH, 1

1858

QUESTION

DE

L'ÉCLAIRAGE AU GAZ

Déjà bien des expériences ont été faites pour arriver à remplacer l'éclairage au gaz. Trois ordres d'intérêts sont compris dans cette question et ont certainement contribué, chacun pour sa part, aux recherches scientifiques et industrielles, ainsi qu'aux différents essais tentés jusqu'à ce jour.

Ces trois mobiles sont : 1° l'espoir de bénéfices à réaliser par suite d'inventions nouvelles ou de perfectionnements apportés au mode d'éclairage actuel; 2° le besoin d'une lumière plus abondante et moins coûteuse; 3° enfin la nécessité de se mettre à l'abri des dangers d'explosion et d'insalubrité de certaines espèces d'éclairage.

Ces trois points de vue intéressent plus ou moins tout le monde, mais à des degrés et dans des sens divers.

Pour nous, qui n'avons rien à voir dans les questions de capital et de spéculation, nous n'envisagerons ce sujet que sous les deux derniers aspects.

Depuis bien longtemps nous avons pensé que cette question devrait être souvent reprise, afin de ne pas la laisser oublier; mais nous croyons que le véritable moment est venu d'en parler avec détail.

Comment, en effet, garder le silence après la magnifique expérience de l'éclairage du champ de Mars par l'électricité, faite dans la soirée du 15 août dernier. Tous les journaux en ont parlé, avec des éloges mérités, comme si c'était désormais une question à l'ordre du jour et déjà, pour ainsi dire, jugée.

En effet, son véritable moment paraît être venu; car, après les derniers perfectionnements apportés à l'art de l'éclairage électrique par MM. Lacassagne et Thiers, il ne reste plus vraiment à élucider que la question d'économie et de facilité d'installation pour ce qui est de la mise en œuvre.

D'après les calculs de M. Petit-Pierre Pellion, ingénieur civil des mines, il semble que la question d'économie ne doive plus faire aucun doute. Quant à l'application, on a vu par l'expérience du champ de Mars que ce n'est, pour ainsi dire, que l'affaire d'un changement à vue.

On a souvent reproché à ce genre d'éclairage ses variations d'intensité; aujourd'hui ce reproche n'est plus possible depuis que MM. Lacassagne et Thiers ont trouvé le moyen, par un mécanisme très-simple, de maintenir un rapport constant entre les deux cônes de charbon à tous les moments de l'expérience. Il ne reste plus qu'un *desideratum* à combler, c'est celui de la parfaite homogénéité du charbon.

Ce n'est là sans doute qu'une affaire de temps ; mais quelle est donc l'invention humaine qui ne laisse rien à désirer, et, pour ne parler que de l'éclairage, combien le gaz, dont l'usage est à cette heure si répandu, ne laisse-t-il pas bien plus à désirer ! Nous le verrons tout à l'heure.

Mais encore un mot sur l'éclairage électrique. On dit que c'est une invention qui ne sera pas applicable, surtout à l'éclairage particulier, à cause de l'intensité de son éclat, si dangereux pour les yeux. Nous savons parfaitement qu'on peut l'employer dans un salon de manière à le rendre aussi inoffensif que la lumière d'une lampe Carcel, et, pour ce qui est de l'éclairage public, indépendamment de ce qui sera possible pour adoucir son éclat, nous dirons avec M. F. Foucou, dans la *Revue moderne* : « Est-ce la peine de demander sérieusement à ces contradicteurs s'ils s'amusent à regarder le soleil quand il les éclaire et les réchauffe à midi? »

On peut donc dire que le seul inconvénient sérieux de l'éclairage électrique peut être facilement détruit, et que son usage nous affranchira des désagréments et des dangers de l'éclairage au gaz.

Ainsi, avec la lampe photo-électrique, pas d'explosions, et par suite pas d'incendies ; pas d'odeur méphitique, si profondément désagréable au nez et si lentement, mais si sûrement meurtrière pour les espèces animales (1) et végétales; enfin pas d'asphyxie. Ce

1) *Traité d'hygiène publique et privée*, par Michel Lévy, t. I, p. 573. — Sur le dépérissement des arbres de nos promenades publiques, par M. le comte

nombre d'inconvénients et de dangers particuliers au gaz de l'éclairage sont bien suffisants pour autoriser à chercher quelque chose de plus parfait, si c'est possible, mais surtout de moins insalubre et de moins périlleux. Car ce n'est pas assez pour la science et l'industrie modernes de servir utilement la civilisation, il faut encore qu'elles garantissent le plus possible la vie des hommes.

Cette énumération d'accidents possibles par le fait de la lumière du gaz n'est cependant pas tout ce qu'il est juste de reprocher à ce mode d'éclairage. Une autre série d'inconvénients graves, résultant du fait même de sa combustion, doit être signalée. Celle-là n'a pas, il est vrai, le triste et douloureux privilége de tuer ou de blesser brutalement ses victimes ; elle procède lentement, elle y met le temps ; mais cette marche sourde et insidieuse ne doit pas moins nous tenir en éveil, et le soupçon, la défiance, ne doivent pas un instant se relâcher, malgré la grandeur du bienfait. C'est ici qu'il convient d'avoir toujours présent à l'esprit le « *Timeo Danaos,* » etc.

Que se passe-t-il en effet pendant la combustion du gaz de l'éclairage? Des savants de premier mérite nous l'ont démontré. D'après les expériences de M. Dumas, un bec de gaz de houille consomme 158 litres de gaz par heure, et il y a pendant ce temps absorption de 234 litres d'oxygène, production de 128 litres un tiers d'acide carbonique et de 169 grammes 660 d'eau. De

Jaubert. (*Bulletin de la Société botanique de France,* séance du 27 mars 1857.)

plus, la combustion du gaz hydrogène carboné laisse déposer une quantité considérable de charbon qui n'est point brûlé ; il se dégage aussi de l'acide sulfureux et du sulfide de carbone dont les quantités sont indéterminées (1).

Voici donc encore une nouvelle série de dangers auxquels il faut ajouter le désagrément, pour certaines saisons, de l'élévation considérable de la température.

Si l'on considère que la plupart de nos habitations, de nos magasins et de nos lieux de réunion publique ne possèdent qu'un air confiné en quantité insuffisante, même pour les besoins de la respiration, l'usage des ventilateurs étant encore fort peu répandu, on verra de suite les inconvénients qui résultent invinciblement de l'éclairage par le gaz. En effet, nous venons de voir quelle quantité d'oxygène est nécessaire pour la combustion des 158 litres de gaz qu'un seul bec consomme pendant une heure. Cet oxygène ne pouvant être emprunté qu'à la masse d'air ambiante, laquelle, comme nous l'avons dit, est presque toujours confinée, il est facile de voir quelle somme énorme de fluide essentiellement vital est soustraite aux besoins de nos poumons, pendant l'espace de trois ou quatre heures, temps ordinaire, en moyenne, de la combustion de chaque bec par jour.

Si maintenant, en regard des exigences de la combustion du gaz, nous venons mettre celles bien plus importantes de la respiration, nous verrons tout à l'heure quel foyer d'insalubrité vient se joindre à tant d'autres

(1) V. le *Traité d'hygiène publique et privée*, par Michel Lévy.

1.

causes que l'hygiène publique et privée ont eu pour mission de nous révéler.

Faisons pour l'homme comme nous avons fait pour le bec de gaz ; montrons combien son appareil respiratoire exige d'oxygène par heure, et combien il verse d'acide carbonique dans l'air ambiant pendant le même temps. Nous pourrions citer à l'appui de ces expériences une foule de noms célèbres ; mais, puisque nous avons pris d'abord les calculs de M. Dumas, continuons à nous laisser guider par ce savant, dont personne ne conteste les lumières (1).

Il faut, en moyenne, à l'homme pour les besoins de sa respiration 318 litres d'air par heure, et, pendant le même temps, il répand dans l'air environnant une quantité moyenne de 12,7 litres d'acide carbonique et environ 40 grammes d'eau provenant de la transpira-

---

(1) La Revue intitulée *Cosmos* signale les travaux d'un nouvel expérimentateur sur le même sujet. M. Edward Smith a varié ses recherches presque autant que les différentes conditions dans lesquelles peut se trouver un homme : dans le repos, dans le mouvement. à jeun, après le repas, le jour. la nuit, dans les différentes attitudes. L'auteur, qui est un homme vigoureux, d'une taille de un mètre quatre-vingt-deux centimètres, donne pour quantité d'air inspiré par minute 493,6 pouces cubes, près de 8 litres par minute. Le nombre des inspirations varierait, suivant ses nombres, de 18 à 19 par minute.

Il y a, parmi les divers expérimentateurs, des différences plus grandes encore ; elles ont varié de 10 à 13 jusqu'à 40. Les différences d'âge, de force, de tempérament, ne sauraient suffire, comme l'a cru Burdach, à expliquer ces variations, pas plus qu'elles n'expliquent les différences de vitesse ou de lenteur du pouls. Le caractère lui-même ne les expliquerait pas ; car on a vu les hommes les plus actifs avoir un pouls remarquablement lent.

Nous croyons, avec M. Michel Lévy, que les expériences si bien faites de MM. Dumas, Andral et Gavarret ont donné les résultats les plus rapprochés de l'exactitude.

Je veux encore signaler ici une remarque importante de M. Edward Smith : c'est que la quantité d'air inspiré est augmentée par l'exposition à la chaleur et à la lumière du soleil ; elle est diminuée dans les ténèbres.

tion cutanée et pulmonaire, en moyenne 38 grammes.

Additionnons maintenant les quantités de même espèce, afin de pouvoir faire embrasser d'un seul coup d'œil les résultats généraux de cette étude.

Quantité d'air consommé par un homme en une heure. . . . .   318 litres.

Ajoutons aux 234 litres d'oxygène leur complément en azote dont le chiffre est : 870, et nous aurons, pour la quantité d'air nécessaire à un bec de gaz, le chiffre.   1104

Total.   1422

Quantité d'acide carbonique produit par un homme dans une heure. . . . .   12,7 litres.
Id. par un bec de gaz.   128,3

Total.   141

Vapeur d'eau fournie par un homme dans l'espace d'une heure. . . . . .   38 grammes.
Id. par un bec de gaz.   169,660

Total.   207,660

On ignore quelle quantité d'acide carbonique peut contenir l'air atmosphérique avant d'être réellement nuisible à la santé. Il paraît cependant infiniment probable qu'il doit être considéré comme déjà très-vicié quand il contient 10 0/0 de ce gaz si dangereux (1).

____

(1) Mém. de M. Leblanc, *Annales de chimie et de physique*. 1842, troisième série, tome V.

Cette opinion devient encore d'autant plus probable par ce fait que des expériences ont démontré, que, si l'on inspire de nouveau de l'air qui vient d'être expiré et qui est par conséquent chargé d'acide carbonique, l'exhalation de ce dernier gaz diminue (expériences de Davy, Allen, Pepys et Nysten) (1).

En revanche, on sait que les 38 grammes de vapeur d'eau fournis par l'homme en une heure peuvent saturer environ 6 mètres cubes d'air à $+15°$ centigrade, cet air étant déjà le plus ordinairement à moitié saturé d'humidité.

L'excès d'acide carbonique dans l'air et l'excès d'humidité sont, comme tout le monde le sait, deux conditions essentiellement nuisibles à l'accomplissement normal des phénomènes de la respiration.

Partons maintenant de la connaissance exacte de ces différentes données pour apprécier les conditions particulières dans lesquelles se trouvent ceux qui se servent habituellement du gaz de houille. Nous verrons combien elles sont inférieures à celles que pourrait leur faire l'éclairage électrique.

Nous avons supposé que le temps moyen pendant lequel brûle un bec de gaz servant à l'éclairage est de quatre heures. Il nous faut savoir maintenant quelle quantité d'air est nécessaire pour alimenter un bec de gaz pendant ce temps, et pour qu'un homme puisse respirer dans le même milieu, avec toutes les garanties prescrites par l'hygiène. Il nous suffira pour cela de multiplier par 4 les produits antérieurement donnés pour une heure.

(1) Michel Lévy. *loc. cit.*. p 586.

Air consommé par un
homme en quatre heures. . $318 \times 4 = 1272$ litres.
Id. par un bec de gaz. . $1104 \times 4 = 4416$

Total.   5688

Acide carbonique dégagé en quatre heures par un
homme. . . . . $12,7 \times 4 = 50,8$ litres.
Id. par un bec de gaz. . $128,3 \times 4 = 513,2$

Total.   564,0

Vapeur d'eau exhalée par un homme en quatre
heures. . . . . . . $38 \times 4 = 152$ grammes.
Id. produite par
un bec de gaz. . . . $169,660 \times 4 = 678,640$

Total.   830,640

Combien de pièces, combien de magasins sont au-
dessous d'une capacité de 50 et même de 40 mètres
cubes!

Prenons cependant une moyenne de 40 mètres cubes
comme le cas le plus ordinaire, et nous verrons que,
même dans ces conditions, l'hygiène est rarement satis-
faite. A la vérité, le chiffre de 40 mètres cubes d'air
dépasse de beaucoup la mesure de 5,688 litres ou
5 1/2 mètres cubes environ nécessaires à la consommation d'un homme et d'un bec de gaz pendant quatre
heures ; mais, si d'une part nous trouvons une suffisante
quantité d'air pour satisfaire à la combustion pulmonaire et à celle du gaz de houille, il n'en est plus de
même à l'égard de la quantité de vapeur dont l'atmosphère confinée doit se charger. En effet, les maîtres de

la science ont reconnu qu'il faut un volume de 6 mètres
cubes d'air pour absorber 38 grammes de vapeur exhalée par homme dans l'espace d'une heure (1).

Mais ici ce n'est pas 38 grammes de vapeur par heure,
ou 152 grammes pour quatre heures, dont nos 40 mètres cubes d'air ont à se charger. Ceci n'est que la part
de l'homme, à laquelle il faut ajouter, pour celle du
gaz, 4 fois 169,660, ou 678 grammes 640 milli-
grammes, qui sont répandus dans une atmosphère confinée de 40 mètres cubes d'air.

Si donc l'air n'était pas convenablement renouvelé, il
contiendrait, au bout de quatre heures, 576 grammes
640 de vapeur d'eau en plus de ce qu'il en peut dis-
soudre normalement. On aurait alors en petit une atmosphère analogue à celle que nous observons à Paris
dans certains jours d'hiver, si l'élévation de la température d'une part, et la condensation sur les surfaces
refroidies, ne faisaient disparaître en partie cet excès.
Quoi qu'il en soit, l'humidité surabonde, et l'on sait
combien les lieux comme les climats humides influent
défavorablement sur la santé.

Mais à cette cause d'insalubrité si évidente s'en joint
une autre : ce sont les matières animales qu'entraîne
avec elle la vapeur d'eau émise par les surfaces cutanée
et pulmonaire. Aussi l'air, mélangé de ces vapeurs, con-
tracte-t-il bientôt une odeur fort désagréable, que les
médecins ont trop souvent l'occasion d'apprécier, et
d'une influence plus fâcheuse encore que celle d'un
excès d'eau dans l'air respiré. Le gaz a bien aussi une

(1) L'air de l'atmosphère étant supposé déjà lui-même le plus ordinairement
à moitié saturé de vapeur.

part à revendiquer dans cet autre genre d'insalubrité ; d'abord par les petites quantités de ce fluide qui peuvent échapper à la combustion, ensuite par le dégagement d'acide sulfureux, de sulfide de carbone et d'acide sulfhydrique, et aussi par les molécules de charbon déposé, et dont la respiration peut s'embarrasser.

On voit donc bien nettement que, si 40 mètres cubes d'air suffisent, par leur quantité d'oxygène, pour la respiration d'un homme et la combustion d'un bec de gaz pendant quatre heures, il est bien loin d'en être de même pour ce qui est de la vapeur d'eau mélangée à une quantité d'émanations très-désagréables pour l'odorat et fort dangereuses pour la santé. On sera convaincu de ce fait par l'opinion de M. Péclet, qui conseille de prendre pour base d'évaluation de la quantité d'air à fournir par individu et par heure, non la quantité d'acide carbonique qui se répand dans cet air, mais bien celle de la vapeur d'eau, et il a trouvé que, pour faire disparaître les 58 grammes de vapeur d'eau produits par heure, il fallait, pour le même temps, 6 mètres cubes d'air, comme nous l'avons déjà dit.

C'est donc en réalité, d'après les conditions que nous avons faites, du côté de la vapeur d'eau que provient le plus grand dommage pour la santé, puisque nous avons vu le chiffre de la consommation d'air rester au-dessous de ce qu'il pourrait être sans danger immédiat.

Il y a cependant deux corrections à faire aux quantités que nous avons données pour l'air ; car nous avons assimilé l'air expiré à celui brûlé par le bec de gaz. On serait en droit de nous dire que ces deux nombres ne sont pas entièrement comparables. Voici comment : les

4416 litres d'air brûlés en quatre heures par le bec de
gaz ont perdu tout l'oxygène contenu dans ce volume
d'air, tandis que l'homme n'a pris qu'une moyenne de
5 0/0 de ce gaz vivifiant à la quantité contenue dans les
1272 litres qui ont traversé ses poumons dans le même
temps.

Ce reproche serait fondé si nous n'avions pas une
bonne raison à donner en faveur de l'assimilation que
nous avons cru pouvoir faire. La voici : c'est que, d'a-
près les expériences de M. Leblanc, on doit regarder
comme nuisible une atmosphère où l'acide carbonique
figure dans les mêmes proportions que dans l'air expiré
par nos poumons; au-dessous même de cette limite, la
respiration ne s'effectue plus normalement (1). Telle est
la raison qui m'a conduit à mettre sur la même ligne l'air
brûlé par le bec de gaz et celui expiré par l'homme.
D'autres expériences ont encore prouvé ceci, c'est que
l'air qui a déjà servi à la respiration, s'il est repris par
les poumons, donne ensuite des proportions relative-
ment moindres d'acide carbonique; ce qui rompt évi-
demment l'espèce d'équilibre voulu par la nature.

Il est encore une circonstance dont on n'a pas, que je
sache, tenu compte dans l'appréciation des conditions
qui troublent l'harmonie des rapports entre la compo-
sition de l'air et les besoins de notre organisme. C'est
le changement survenu dans le rapport entre les proportions d'oxygène et d'azote. Ainsi, au lieu de 21 oxygène et 79 azote, en nombre rond, on ne trouve plus
dans l'air expiré qu'une proportion de 16 oxygène pour
79 azote.

(1) Michel Lévy, loc. cit., p. 580, t. 1

Si maintenant nous envisageons le résultat de la combustion du gaz, nous verrons que tout l'oxygène a disparu et que tout l'azote est resté ; c'est-à-dire un chiffre de. . . . .   3470 litres d'azote.

Au lieu de considérer pour l'homme la soustraction de 5 0/0 d'oxygène sur un total de 1272 litres d'air, nous supposerons qu'il ne s'agit seulement que d'un volume de 300 litres dont tout l'oxygène aura été épuisé ; nous aurons alors une nouvelle quantité d'azote à ajouter à la première, soit   237

Total.   3707

C'est près de 4 mètres cubes de ce gaz, non délétère, mais impropre aux nécessités de la combustion pulmonaire et gazeuse, qui se trouvent répandus dans la masse de 40 mètres cubes d'air, ou plutôt dans une masse de 35 mètres cubes et 1/4 environ, puisque, sur les 40 mètres cubes, il y en a 4 et 3/4 à peu près dont tout l'oxygène a disparu, et qui ne peuvent plus compter pour les deux modes de combustion.

Il se trouve donc par ce fait que ce qui reste d'air respirable contient 10,5 environ 0/0 de gaz azote de plus que l'air ordinaire (1).

On sait que, si on inspire de nouveau de l'air qu'on

(1) Je néglige de joindre à ce nombre la faible quantité d'azote qui se dégage du corps humain, suivant les expériences de MM. Dulong, Despretz, Boussingault.

vient d'expirer, et qui contient de 4 à 5 0/0 d'acide carbonique, l'exhalation de ce même acide diminue. Cette observation doit servir à faire comprendre qu'il doit nécessairement y avoir une lésion dans les fonctions de la respiration, lorsque l'air inspiré se trouve dans les proportions de 21 oxygène et 89,5 d'azote au lieu de 79, rapport que donne la nature.

Qui sait combien de maladies dont la cause nous reste inconnue et qui n'en ont peut-être pas d'autre que ces aberrations si fréquentes et si peu suspectées dans les rapports des différents gaz normaux et accidentels qui composent le plus souvent l'air confiné de nos appartements?

Qu'on ajoute cet excédant d'azote à la quantité d'acide carbonique, au chiffre si élevé de l'excédant d'eau et à d'autres impuretés que nous avons signalées, et l'on aura un tout assez préjudiciable à la santé.

On me répondra que le mal n'est pas aussi grand que je le fais, parce que, en général, on laisse un libre passage au courant d'air, soit par la porte, soit par une sorte de ventouse ménagée au haut de la devanture de la boutique.

Je sais cela ; mais, quand le froid commence à se faire sentir un peu, on ferme la porte, qui n'est plus ouverte alors qu'accidentellement ; ou bien on a recours à la ventouse, qui est souvent d'un diamètre insuffisant, et qu'on s'empresse de refermer au bout de peu d'instants. Ceux qui ont bien voulu en faire la remarque ont vu cela comme moi (1).

(1) Encore ne renouvelle-t-on l'air que pour rafraîchir celui de l'intérieur.

Mais cette objection même, si plausible qu'elle soit, ne change presque rien aux mauvaises conditions hygiéniques établies précédemment ; car j'ai spéculé seulement sur la présence d'une personne et d'un bec de gaz dans un volume d'air confiné de 40 mètres cubes. Or il est bien évident que je me suis tenu dans mes évaluations bien au-dessous de la réalité, puisque le fait que je suppose est d'une excessive rareté. On voit bien plus généralement dans le même espace deux ou trois becs de gaz, et deux, trois, quatre personnes, la porte même étant fermée. C'est un fait que j'ai encore remarqué le lundi 26 octobre par une température de + 9° centigrade. Jugez alors de l'élévation du degré de chaleur dans la boutique ! Et pourtant elle n'a pas même les 40 mètres cubes d'air que je suppose, elle n'en a que 36,48 ; tandis qu'à l'arrière-boutique se trouve un atelier de cordonnerie mêlant fort désagréablement les miasmes des différentes espèces de cuir à ceux qui s'échappent du corps humain. Nous voilà bien loin des conditions prescrites par l'hygiène : *La même quantité d'air qui a déjà traversé les poumons ne doit pas les traverser une seconde fois; il faut environ 6 mètres cubes d'air pur par individu et par heure.*

Je me serai suffisamment résumé, j'espère, si j'établis le rapport qui existe entre la quantité d'air utile à un bec de gaz pendant une heure et celle nécessaire à un homme dans le même temps. Hé bien, en cherchant le nombre d'hommes qu'il faudrait pour dépenser la même quantité d'air qu'un bec de gaz, dégager autant

qu'on trouve trop chaud, et c'est à cette cause seule qu'on attribue le mal de tête dont beaucoup se plaignent.

d'acide carbonique et produire le même poids d'eau, je trouve trois nombres dont la moyenne est 10. C'est-à-dire que 10 hommes seraient l'équivalent d'un bec de gaz pour la consommation d'une quantité donnée d'air atmosphérique et la production d'un certain chiffre d'acide carbonique et d'eau.

Le chiffre 10 est une moyenne sortie de plusieurs éléments ; cependant il me paraît utile de faire observer que le gaz épuise l'oxygène de la quantité d'air donnée, tandis que 10 hommes n'en dépenseraient dans le même temps que 160 litres, 74 de moins que le bec de gaz. Il résulte de ces proportions que 10 hommes ne laisseraient dans la masse d'air confiné qu'un excédant de 593 litres d'azote quand le bec de gaz en laisserait 870 litres ; c'est-à-dire 277 litres de plus que 10 hommes.

Cette observation nous révèle qu'il faut faire entrer un élément de plus au calcul de la moyenne. Il faut que celle-ci soit basée : 1° sur les quantités comparatives d'oxygène dépensé en une heure par un bec de gaz et par un homme ; 2° sur les quantités d'acide carbonique dégagé ; 3° sur le poids de vapeur d'eau produite ; 4° enfin sur le chiffre d'azote abandonné.

La moyenne de ces quatre nombres donne 11 5/16 pour une heure, ou 44 3/4 pour quatre heures. En réalité, 11 5/16 hommes ne dépouilleraient donc pas plus complétement de son oxygène et ne vicieraient pas davantage, sous tout autre rapport, une masse d'air donnée que ne le ferait un seul bec de gaz dans le même temps donné.

Qu'on juge par là de toutes les précautions qu'il convient de prendre en face de ce genre d'éclairage, si l'on veut maintenir la santé de l'homme dans des conditions normales !

Je n'ai fait qu'indiquer, en commençant, la chaleur produite par la combustion du gaz comme un de ses inconvénients. C'est, en effet, le moindre et celui dont il est le plus facile de se préserver. Cependant il est bon de noter que cette chaleur deviendrait énorme si les ouvertures étaient toutes bien closes et si on ne renouvelait pas l'air de temps en temps. On verrait alors très-souvent se produire les accidents propres à ce genre de cause. Qui n'a pas entendu quelqu'un se plaindre de la chaleur que le gaz lui porte à la tête?

J'ai regardé comme superflu de relater ici tous les accidents et les maladies produits ou déterminés par ce genre d'éclairage ; on peut trouver ces détails dans tous les traités d'hygiène.

Il est facile maintenant dé se rendre compte des avantages sanitaires qui pourraient résulter d'une révolution dans le mode d'éclairage. D'abord la lumière électrique ne produit pas de vapeur d'eau ; elle tend plutôt à débarrasser l'atmosphère d'une partie de celle que l'homme y verse ; elle dégage beaucoup moins d'acide carbonique, tant par le fait de la minime combustion qui s'opère sur le cône de charbon que par la moindre quantité de foyers lumineux. S'il y a moins d'acide carbonique produit, il y a aussi moins d'oxygène dépensé, moins d'azote accumulé. Le dégagement de chaleur est beaucoup plus modéré en raison de la moindre somme d'acide carbonique produit et de l'absence de combustion d'hydrogène. L'air resterait donc de toute façon beaucoup plus pur partout où il doit être forcément confiné. Ces avantages seraient surtout inappréciables dans tous les grands ateliers que leurs exigences mêmes forcent à être au rez-de-chaussée, dans des lieux mal aérés, mal exposés par rapport au soleil, constamment humides, et, de plus, renfermant un nombreux personnel. Par amour pour l'humanité, par sympathie surtout pour cette classe si intéressante qui nous produit les choses utiles et agréables, je fais le vœu que ce nouveau progrès se réalise bientôt (1) !

Dr Leboucher.

(1) Aurions-nous donc le bonheur de voir nos vœux se réaliser si vite ! Voici ce que nous lisons dans la *Revue moderne*, décembre 1857, p. 558 .

« L'usine du Creusot, à Châlons-sur-Saône, vient d'inaugurer définitivement l'application industrielle de la lumière électrique : ce vaste établissement vient de demander sept lampes photo-électriques, de l'invention de MM. Lacassagne et Thiers, et chaque soir les ateliers et les chantiers sont éclairés par ce système. Chaque soir encore, nous apprend le *Courrier de Saône-et-Loire*, le passage de la Saône, par les nombreux ouvriers de l'usine, est subitement éclairé en dirigeant sur la rivière le jet lumineux d'une seule des lampes qui éclairent le chantier. — Félix Foucou. »

BIBLIOTHÈQUE IMPÉRIALE

www.ingramcontent.com/pod-product-compliance
Lightning Source LLC
Chambersburg PA
CBHW061637050726
47595CB00007B/3245